La grande fabrique à crottes

如何拉出完美便便

从人体消化、动物排泄到便便的神奇用途

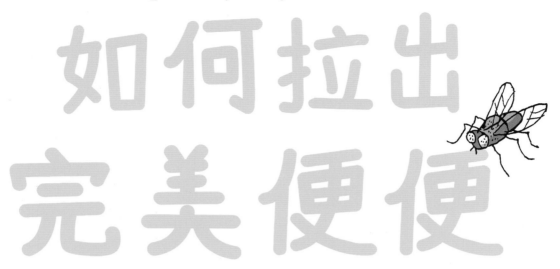

[法] 纳贾·贝尔哈吉　文
Nadja Belhadj

[比] 菲利普·德·肯米特　图
Philippe de Kemmeter

王蕾　译

U0253633

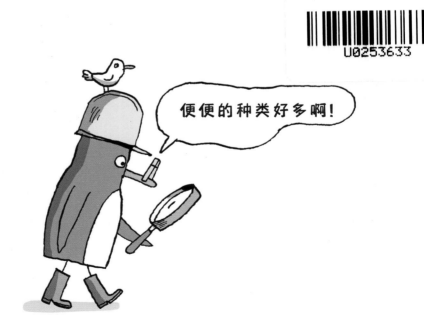

便便的种类好多啊！

天津出版传媒集团

天津科学技术出版社

会打开这本书，你肯定是个好奇的小朋友。

大象、青蛙、海鸥、蚂蚁和人类之间有什么共同之处？答案就是：无论是生活在陆地之上、河流之中，还是翱翔于天空之上，所有鲜活的生命都会制造便便[1]！便便就是这样必不可少。通过研究便便，我们会学习到很多知识。是的，你没看错！

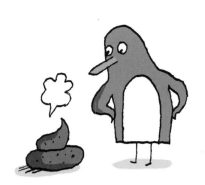

便便展示厅

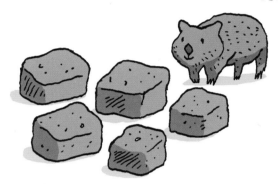

袋熊便便立方体

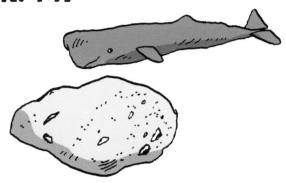

抹香鲸拉出"灰色琥珀"龙涎香[2]

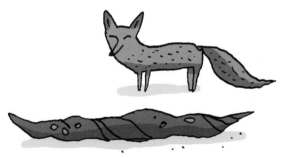

狐狸便便两头尖

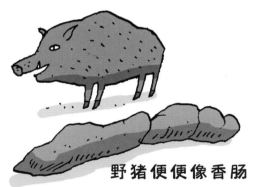

野猪便便像香肠

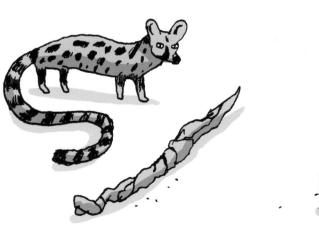

灵猫便便扭啊扭

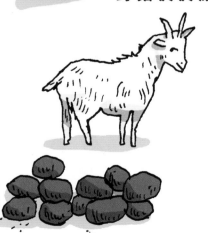

山羊便便光又圆

---

1 便便，人或动物的大肠排遗物，我们还会称它为屁屁、臭臭、粪或者屎。
2 除了通过消化系统，抹香鲸也会通过呕吐排出龙涎香。

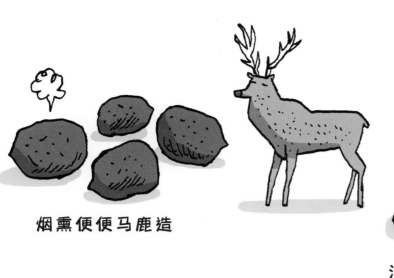

烟熏便便马鹿造

河狸拉出植物废渣大圆球

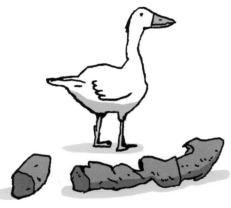

鹅拉出绿色便便

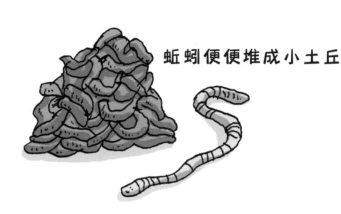

蚯蚓便便堆成小土丘

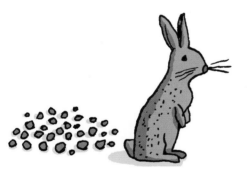

草原兔的粪蛋蛋铺满地

苍蝇的黑点便便四处撒

蜥蜴拉屎一截截

大象便便像小山

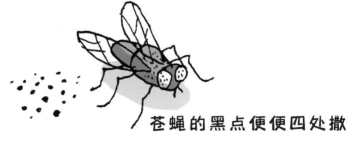

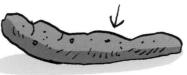

人的便便长又粗

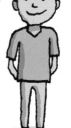

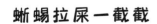

你想见识一些便便？来吧

啊，便便！身体制造的"便便"花样繁多，可不止你在厕所拉出的那一种！

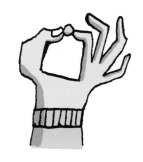

鼻屎

有些人会把它搓成小球，还有些人会直接把它吃下去，所有人都亲切地称它为"鼻屎"。它是怎么形成的呢？作用又是什么呢？

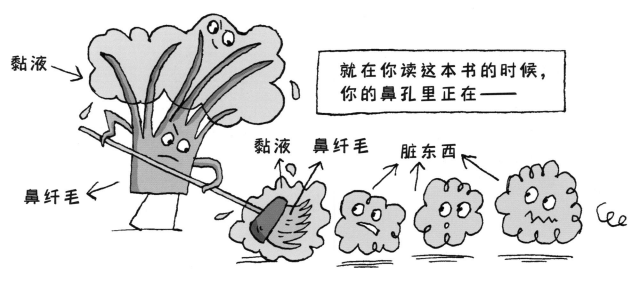

黏液

鼻纤毛

黏液　鼻纤毛　脏东西

就在你读这本书的时候，你的鼻孔里正在——

你的鼻孔里密布着微型的腺体，它们会分泌透明而黏稠的液体，这就是鼻涕。鼻孔里的鼻纤毛会粘上这种液体，形成一支特种部队——鼻纤毛只需轻轻一扫，进入鼻孔的脏东西便会被黏液粘住，这样，脏东西就被阻挡在你的肺部之外了。

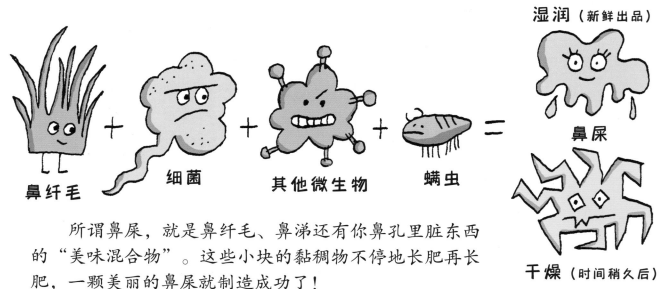

鼻纤毛　＋　细菌　＋　其他微生物　＋　螨虫　＝

湿润（新鲜出品）

鼻屎

干燥（时间稍久后）

所谓鼻屎，就是鼻纤毛、鼻涕还有你鼻孔里脏东西的"美味混合物"。这些小块的黏稠物不停地长肥再长肥，一颗美丽的鼻屎就制造成功了！

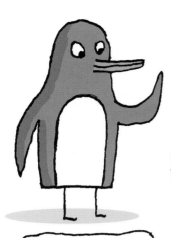

成年人每天通过鼻子吸入1万多升空气，顺便产出了副产品——鼻屎。

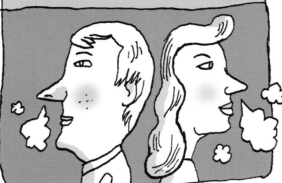

挖鼻狂，用来称呼那些抠鼻子成瘾的人。

鼻子每20分钟分泌一批新的鼻涕。

每70个人中就有1个人品尝过自己的鼻屎。我们称这种人为"鼻屎吞噬（shì）者"。

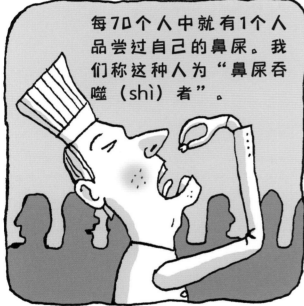

90%的人都喜欢挖鼻子。

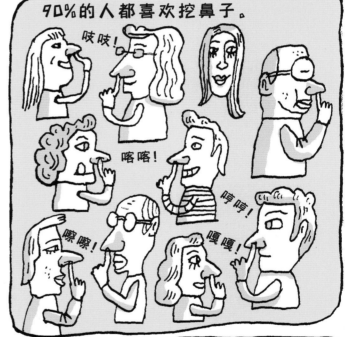

吱吱！

喀喀！

哼哼！

嘎嘎！

嚓嚓！

猴子也会吃鼻屎！

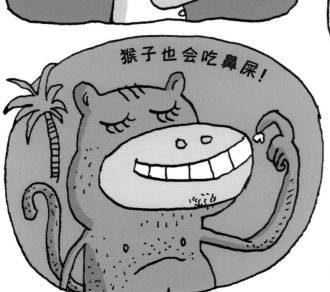

100克鼻屎含有的能量约为2卡路里。

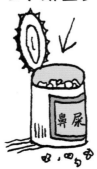

鼻屎

我们每天吞咽1～2升鼻涕。

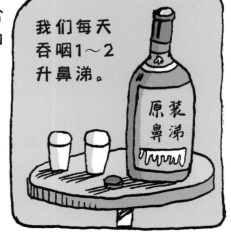

原装鼻涕

眼屎

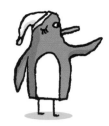

你睡醒了，眼角边有一小块即将干掉的脏东西。这块脏东西俗称"眼屎"，学名是"眼眵（chī）"。眼屎究竟是怎么形成的呢？

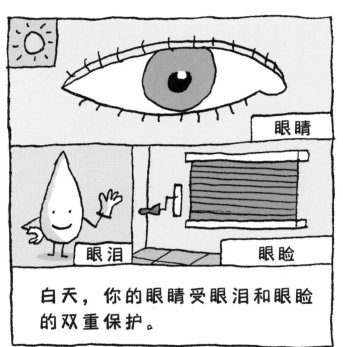

白天，你的眼睛受眼泪和眼睑的双重保护。

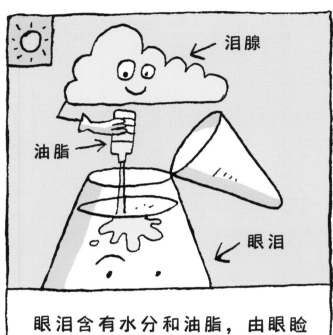

眼泪含有水分和油脂，由眼睑内的泪腺生成。

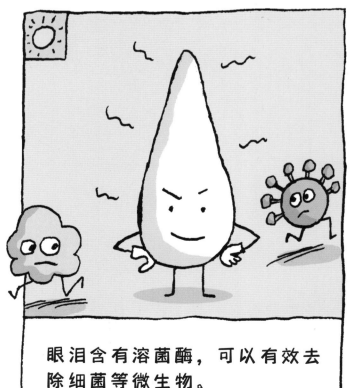

眼泪含有溶菌酶，可以有效去除细菌等微生物。

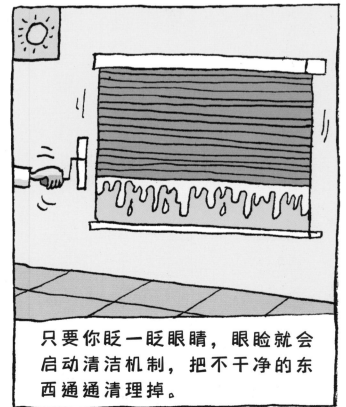

只要你眨一眨眼睛，眼睑就会启动清洁机制，把不干净的东西通通清理掉。

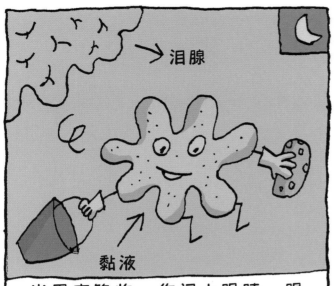

当黑夜降临，你闭上眼睛，眼睑休息了，泪腺分泌的水分就会减少，而油脂会增多，从而形成一种黏液。

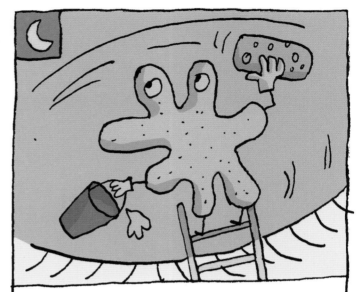

这些油性的黏液也是很棒的，因为它同样能保护你的眼睛不受感染。

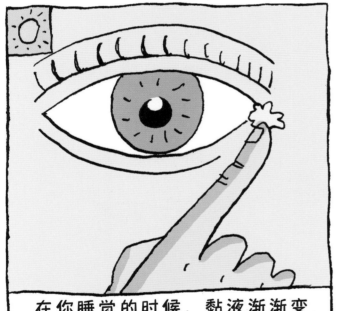

在你睡觉的时候，黏液渐渐变干，这就成了你醒来时眼角边的眼屎。

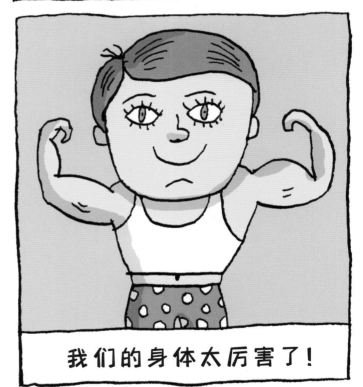

我们的身体太厉害了！

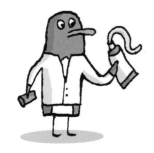

注意！如果眼屎过多或者颜色发黄、发绿，就说明细菌或病毒引起了眼部感染（结膜炎）。

好了，下面该聊聊我们拉出来的货真价实的便便了。

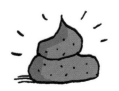

心照不宣的秘密

你真的知道便便是什么吗？

"便便"两个字，稍不注意就会从我们嘴里溜出来，可要谈起那坨实实在在的便便，大家就开始躲躲闪闪了！

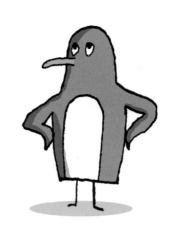

便便，这个不起眼的词语特指那些消化后的残留物。开始有点儿复杂了，是不是？便便里含有食物的残渣，那它为什么会从你的身体排出呢？嗯，这可另有故事了！

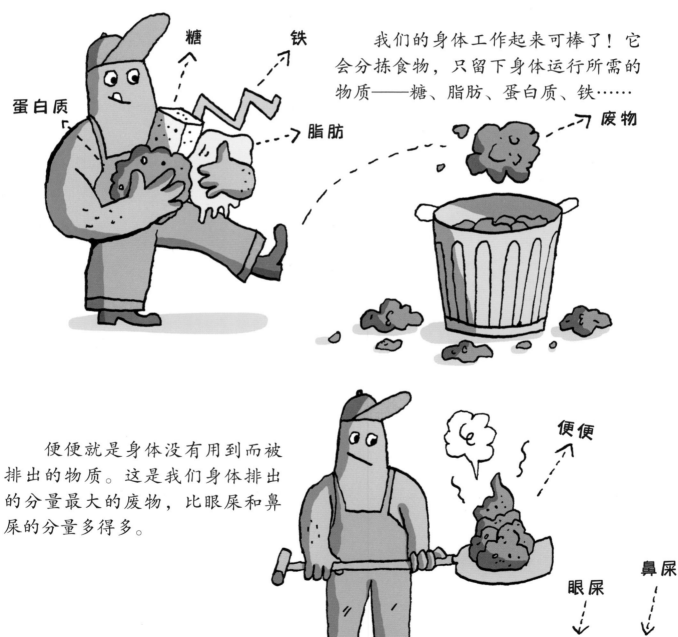

我们的身体工作起来可棒了！它会分拣食物，只留下身体运行所需的物质——糖、脂肪、蛋白质、铁……

便便就是身体没有用到而被排出的物质。这是我们身体排出的分量最大的废物，比眼屎和鼻屎的分量多得多。

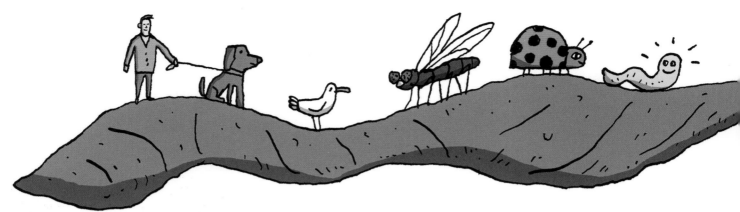

不要小看便便！世界上的便便千千万，有多少种生命就有多少种便便。

所有生命都会制造便便。人类、兽类、鸟类、鱼类、昆虫……没错，连萤火虫都会！

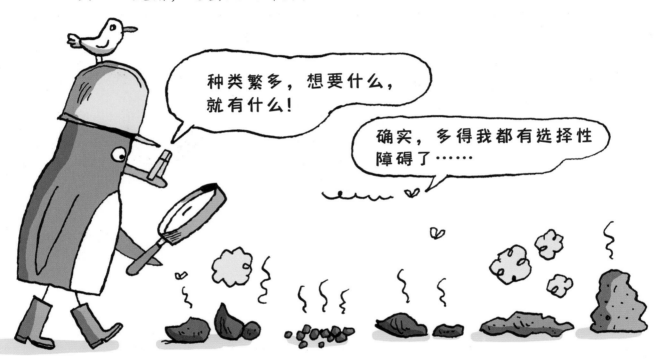

种类繁多，想要什么，就有什么！

确实，多得我都有选择性障碍了……

而且，便便有超能力。你想知道是什么吗？

那好，拿起你的放大镜和鼻夹，和我一起去便便的世界冒险吧！

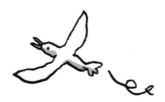

翻到下一页，来参观我们伟大的造粪工厂！

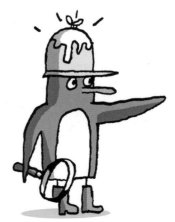

人的身体就是一个造粪工厂

亲爱的小读者，作为小型人类，你的身体就是一个大型的来料加工厂，昼夜不息地运转。你吃下的、喝下的所有东西都在保证这个奇异工厂的正常运转，为你的成长保驾护航——说得不那么"高大上"，至少保证你能活着。吃完、喝完、吸收完，剩下的事儿，就是移步马桶啦！

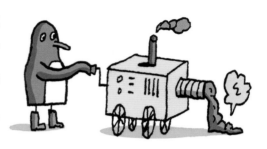

子宫内

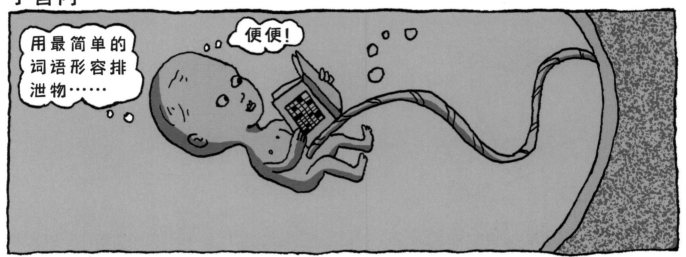

在妈妈的肚子里，胎儿就开始准备出生之后的第一泡屎了。胎儿肠道里聚集的废物会形成一种黑绿色黏性物质，叫胎粪。这是人生之初的便便。

降生世界

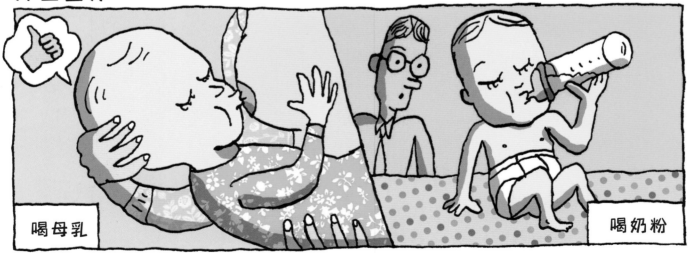

呱呱坠地后，婴儿只喝奶，这赋予了他们的屎别样的外形：喝母乳的婴儿便便金黄、柔软，喝奶粉的婴儿便便发绿、黏稠。

颜色变一变

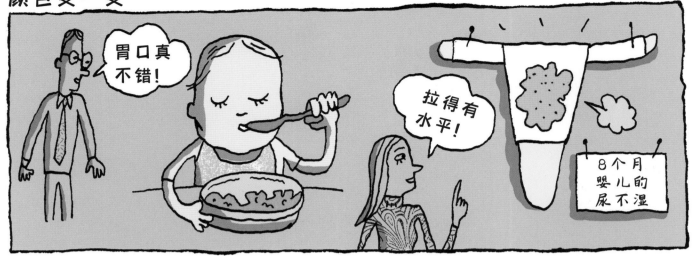

随着各种辅食的加入，婴儿的便便质感和颜色均会发生变化。来点儿胡萝卜泥？那便便马上会带上橙黄色！

开始吃肉：一场崭新的变革

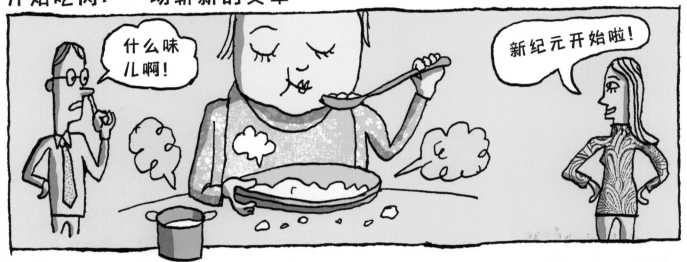

在辅食中加入肉类，会让婴儿的便便彻底"变革"——无论是形状、质感，还是气味。哈哈！便便变得厚重、色深，至于气味嘛，接近成人的便便。

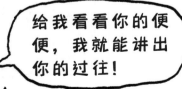

给我看看你的便便，我就能讲出你的过往！

橙黄色：吃的食物里有某些水果或蔬菜（比如杧果、胡萝卜、柿子椒）。

淡黄色：小心，你对油腻的食物消化不良！

浅灰色，甚至有些泛白：正在进行的抗生素治疗可能破坏了你的部分肠道菌群。

黑色：你吃了一些浆果（比如黑莓、黑醋栗），或者吃下的东西富含铁元素。

如何拉出一坨便便?

想让身体这个超级工厂顺利运转，你需要吃东西，这你肯定同意吧！不过，食物一旦入口，就需要经过一条漫长的道路，才能到"出口"。一起来参观我们的内脏吧！

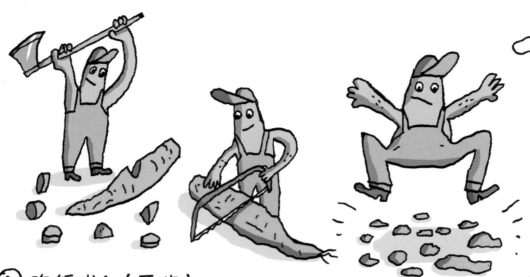

① 吃饭啦！（牙齿）

胡萝卜丁、奶酪、水果，你吃的东西要先经过你"锋利"的牙齿。牙齿会将食物切断、磨碎。这是消化前的准备工作。

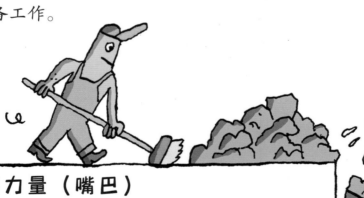

② 口水的力量（嘴巴）

只有口水参与进来，消化活动才算真正开始。研磨成碎屑的食物和口水掺杂在一起，形成食团，准备进入下一个"车间"——食道。

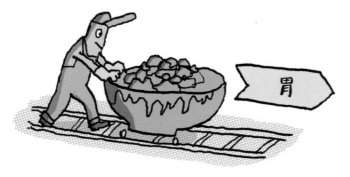

③ 胃内按摩（胃）

食团经过食道，下降到胃里。胃通过研磨、搅拌，把食物碎屑分解成糊状稀烂的物质。胃内起消化作用的主要是胃蛋白酶，而胃酸可以激活胃蛋白酶。

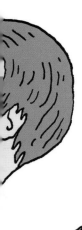

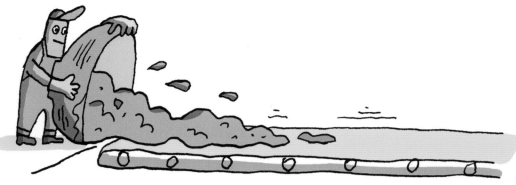

④ 强大的肠道（小肠）

被分解的食物按既定路线继续前行，进入小肠，开始变得黏稠，成为食糜。这时，小肠壁可以吸收食物中的营养了。

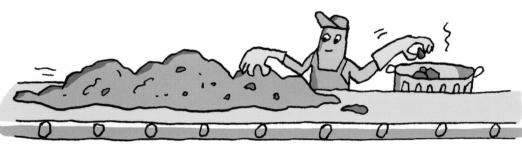

⑤ 分拣时刻（小肠）

小肠有4～7米长，工作起来毫不含糊。它敢于担当大任，在消化系统中扮演主要角色。它肩负分拣食物的重任，先选出有利于你身体的部分，再把残余物质（难以消化的部分）运往大肠。

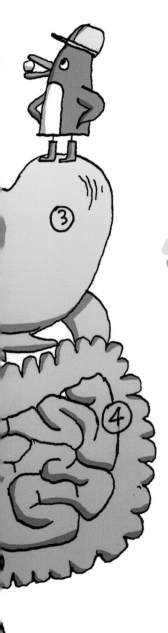

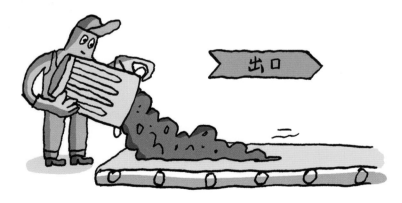

出口

⑥ 紧急出口（大肠）

大肠的主要任务是吸收残余物质中的水分，再把这些废物压制成粪便。消化这部长篇史诗终于写到了结尾，大肠末端的直肠和它强大的肌肉会帮你排出粪便。看！你的便便出去啦！扑通！

如何观察一坨便便？

你知道在便便中都能找到什么吗？
请拿起放大镜……

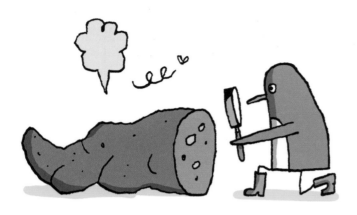

便便就是：
75%的水；
25%没能吸收的食物残渣（你看没看到过马桶里漂浮起来的玉米粒碎屑？），以及来自我们肠道菌群的细菌。

外形

一般来说，你一天会拉300克左右的便便。就这么点儿！

但是有时候，你拉得不太顺畅。

或者更糟糕的是，你的便便变得稀稀拉拉。

诱因有很多种，比如传染病、中毒、食物不消化、紧张、肠胃病等。

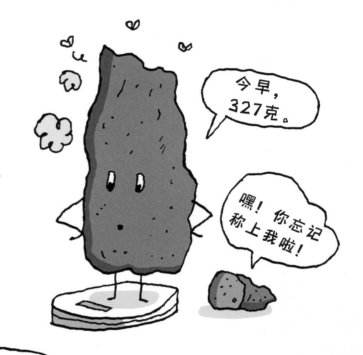

今早，327克。

嘿！你忘记称上我啦！

卫生守则：
回家洗手；
上完厕所洗手；
吃饭前洗手。（对，就是还要洗！）

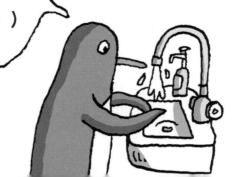

总结一下，勤洗手，能让自己更健康！

气味

呃！什么味儿啊！

便便散发的那些气味，与其说来自我们吃的食物，不如说是我们肠道中的菌群造成的。结肠中的菌群分解食物时会生成臭味浓重的物质。但是便便闻起来过臭，也不是个好兆头！

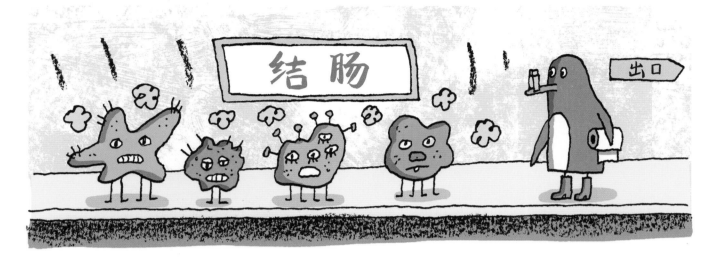

颜色

便便的颜色很能说明你的健康状况。
轮到你来检查自己的便便了！

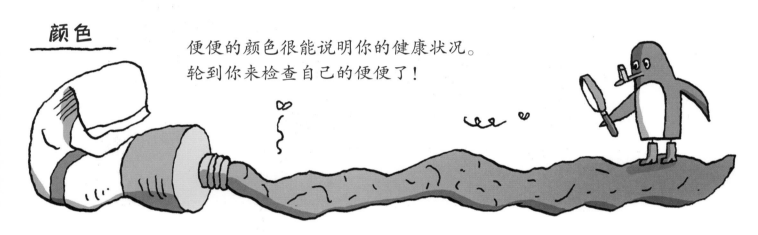

棕色便便：	绿色便便：	浅黄色便便：
一切都好。	一般来说，没有大问题。	当心，危险！
这是便便的正常颜色。棕色来自便便中存留的粪胆素原（你知道吗，粪胆素原是胆红素经肠道细菌降解产生的）。	婴儿的绿色便便通常和奶粉的吸收情况有关，严重的话就要去看医生了。如果你已不再是个婴儿，那就是吃了太多的绿色蔬菜！	建议去看医生。这可能是胰腺功能不健全或者麸质不耐受导致的。

拉屎的方法千奇百怪

人类与动物拉屎的方法有超多种，准确地说，是拉厄厄的姿势有超多种。打开那扇私密的小门，我们进去瞅一瞅……

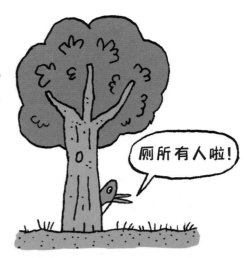

人上厕所

不管这块地方叫什么，厕所、卫生间、洗手间、盥洗室、茅房、隐私空间，或者英文简称WC，这块巴掌大的地方对所有人来说，都是不可或缺的。让我们来趟厕所主题的世界之旅吧！

错误姿势　　错误姿势　　正确姿势

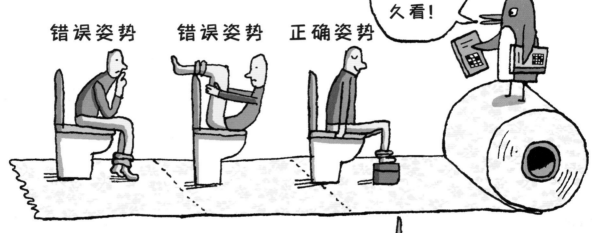

在中世纪的欧洲，厕所用木板或石头建成，人们像现在一样坐着上厕所。但在那个时候，有些厕所很奇怪，它们挂在城堡的外墙上，下面空空的。

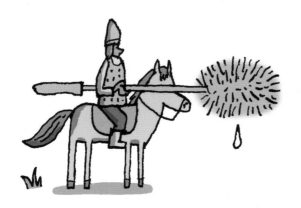

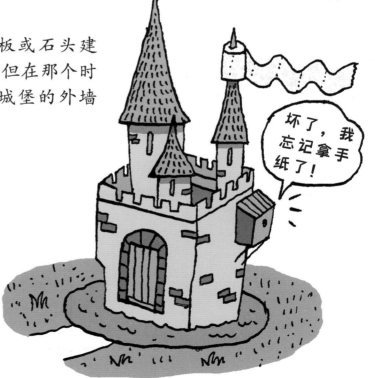

在非洲和中东地区，蹲厕遍地开花。这类厕所只需要在地上挖个坑，有的还有高出地面一截的脚踏板。长时间保持"深蹲"姿势是个不错的文化习俗，可以强健你的大腿肌肉！

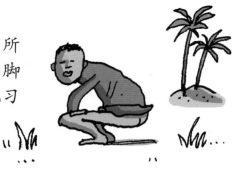

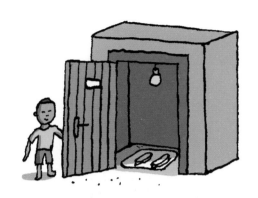

蹲厕是比利时人贝尔·瓦德干在12世纪时发明的。

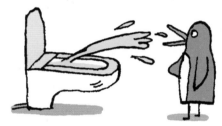

东南亚地区的厕所和你正在用的很像，除了一点：我们用宝贵的纸来擦屁屁，到了东南亚，人们则用一注飞起的水流——只是这水流不是让你洗澡用的，是要冲干净你的小屁屁！

噢，日本拥有最完美的厕所。马桶座圈可以加温，喷淋器有一种或几种方位，有的还带烘干用的暖风设备。

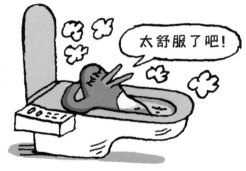

太舒服了吧！

在瑞典，厕所是男女共用的。无论是男孩子还是女孩子都要一起排队，一起分享这个私密空间。男女平等万岁！

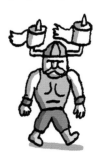

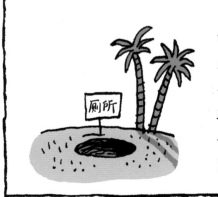

厕所

人人都有拉屁屁的权利，但对很多人来说，心情愉悦地上个厕所是种奢望。地球上还有25亿人，他们的厕所只是在地上随便挖的一个坑！

人类和人类的屁屁，有点儿意思。但是到了动物那里，屁屁的故事会更加有趣！

动物上厕所

动物上厕所的方式各不相同，咱们去野外看一看！

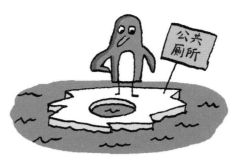

刺猬拉屎屎，想在哪儿拉就在哪儿拉——在活动的路途中，在草坪上，在果树间，在小路上，在绿地里，管它在哪儿呢！

对狐狸来说，拉屎屎的理想地点莫过于高处。为什么？为了标记它自己的领地呀，还用问吗？！在一截树桩上，在一堆木头旁，或者在一丛草堆里，无论在哪里，只要别的动物俯仰间能发现它的便便就行了。

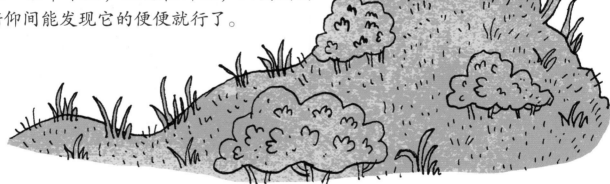

狗獾会在远离自己洞穴的地方，不急不缓地认真挖个深坑。它会反复用这个小厕所，直到最终舍弃旧厕所，另挖一个新的。

对树懒来说，拉尾尼是项极为危险的任务。它每周只会下一次树，拉一泡粗粗的屎。它的屎有多粗呢？拉完之后它的体重会减轻三分之一！

厕所

你有没有不幸地被鸟拉过一头屎？它们可有自己的理由：为了轻快地飞行，我们需要"释放"身体多余的重量。

对不起啦，你们凑巧正在我的下面！

想找找河狸的屎？这就像大海捞针。这个胖胖的啮齿类动物总是潜到水里才拉屎。

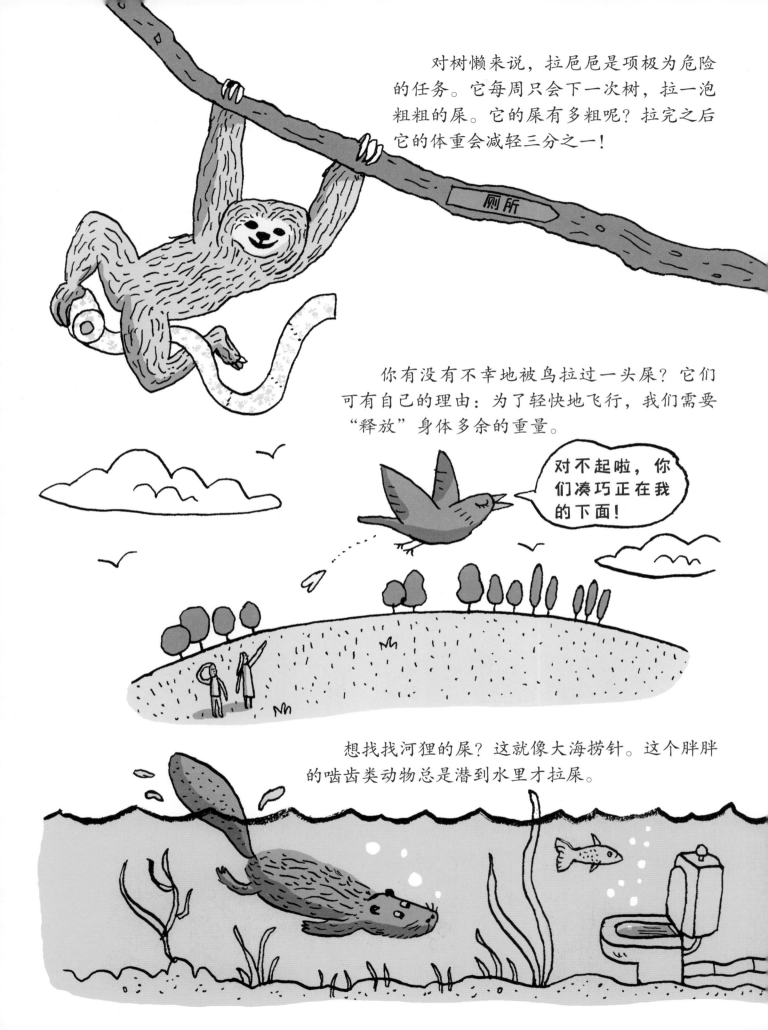

大自然之中，便便应有尽有

黏稠的、颗粒状的、黑黑的或臭臭的，动物朋友们的便便种类何其多。

这只苍蝇在屋子里到处飞，到处拉屎，拉得哪儿哪儿都是。喜食流质食品的习性让苍蝇排便迅速而频繁。每停一下，它必拉泡尼尼。所以，家中总是能找到左一块、右一块的小黑斑点。

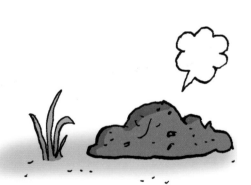

棕熊是杂食性动物，却特别喜欢吃一些植物：浆果、其他水果，还有草本植物，甚至是秋天的山栗子和橡子！这样一来，在它们的巨型便便中可以找到一些种子和果核的残留物，就不奇怪了，这些确实难以消化！

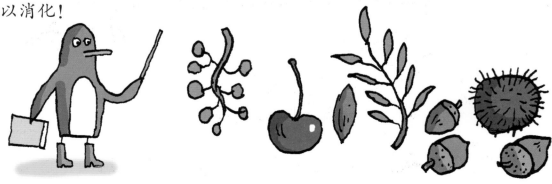

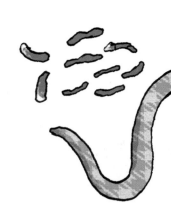

能把便便当战利品一样炫耀的，肯定要数蛇了。在它们的便便里，我们能发现它们猎物的残骸（皮毛、羽毛、牙齿等），还有尿酸（一种白色糊状的液体，实际上是它们的尿液）。

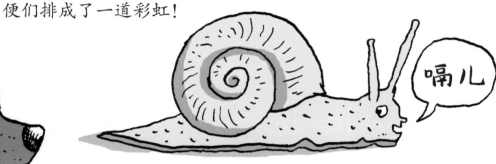

只需一个小实验，你就会发现蜗牛便便的颜色就是它们食物的颜色。如果它们吃了些绿色植物，便便就是绿色的。如果它们吃了一小块纸，那就变白色了。奇特吧？想象一下，许多只蜗牛分享了一张五彩斑斓的纸，结果就是——便便们排成了一道彩虹！

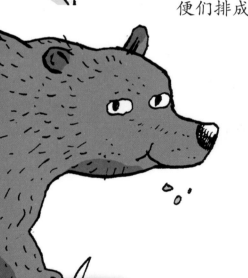

水獭的便便呈黑色或深绿色，外表黏稠，最特别之处是它那特殊的气味——奇异地混合着亚麻籽油、蜂蜜和鱼干的味儿。在水獭便便中，我们经常能找到水生或陆生无脊椎动物和小型哺乳动物的残骸，这些残骸主要是鳞片或碎骨头。

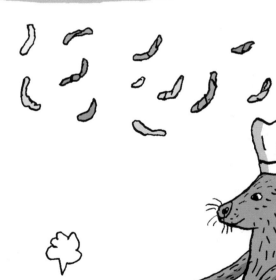

物尽其用，一点儿不浪费

便便可太厉害了！它们能让一些动物解决温饱问题，用来喂养自己的下一代，用于产卵、藏身、标记领地，甚至可以用来防身。

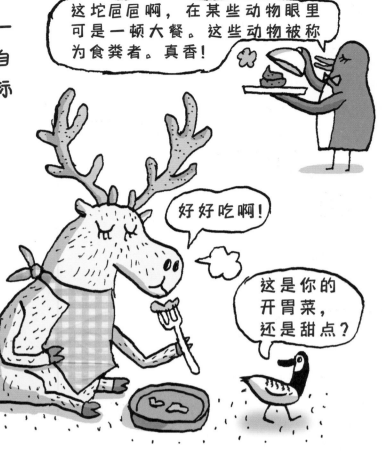

这坨屁屁啊，在某些动物眼里可是一顿大餐。这些动物被称为食粪者。真香！

好好吃啊！

这是你的开胃菜，还是甜点？

开饭啦！

斯瓦尔巴群岛的驯鹿大口吃着白颊黑雁的粪便，因为里面含有它需要的大量营养成分及纤维。

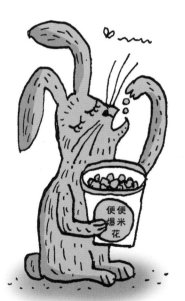

便便爆米花

一顿大餐

一些动物甚至吞食自己的粪便，我们称这种现象为食粪。比如兔子，趁着拉出的新屎又软又湿润，它会重新吃下去，从中获取维生素和蛋白质以满足生存需求。

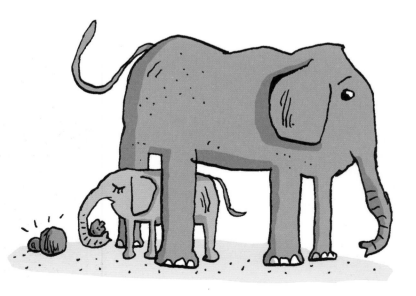

正处于成长期的小朋友

大象幼崽断奶时，会吃妈妈的粪便。相对于直接吃植物，妈妈的粪便更适合它们还不强大的消化系统，是它们最爱的饭菜。

舒适的窝

对于一些昆虫，特别是双翅目（苍蝇、蚊子、虻等），其他动物的粪便就是自己繁殖和隐藏虫卵的最佳地点。

从外面看　　　　　　　　　　**从里面看**

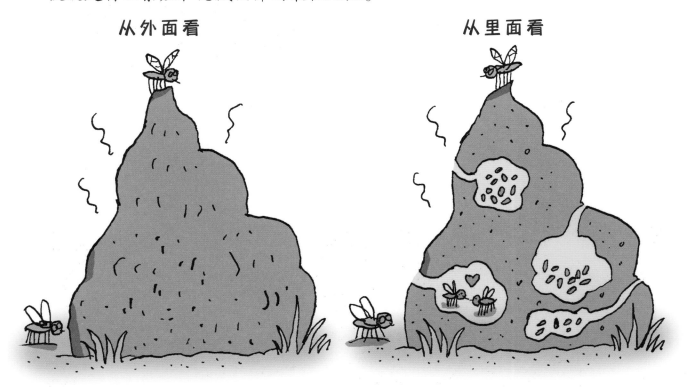

育婴园的范本

看看这些苍蝇，围着一泡屎上下翻飞，使劲地吃个不停。然后它们在这些屎里产卵。孵化的幼虫既可以在这里避险，又可以对其他蛆虫"大下其嘴"，以满足自己成长的需求。嗯，好吃！

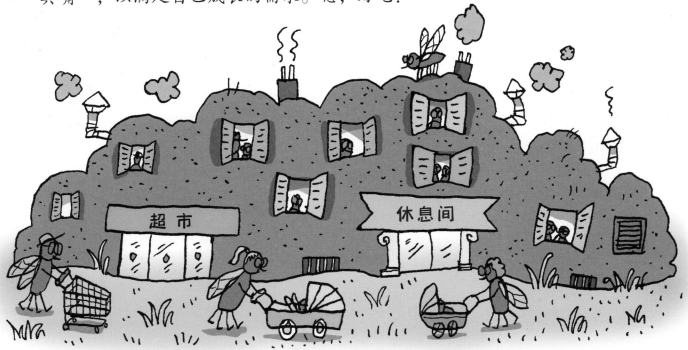

一种防御手段

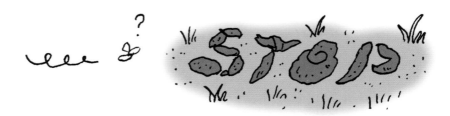

私人领域

    狮子是一种具有社会属性的群居生活的动物。它们用便便来界定自己族群的活动领域。便便拉在哪儿，哪儿就矗立起一道无形但可依靠嗅觉分辨的界线，使得其他雄性狮子敬而远之。离我家远点儿！

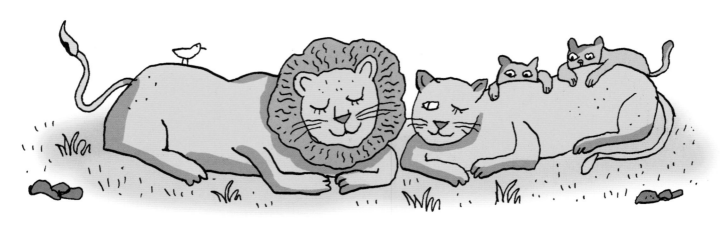

开始侦察！

    某些迁徙的鸟类，例如草原石䳭（jí），能通过识别天敌的粪便来选择安全的筑巢点。这种依靠视觉和嗅觉辨物的本领可以让它们远离危险地带。

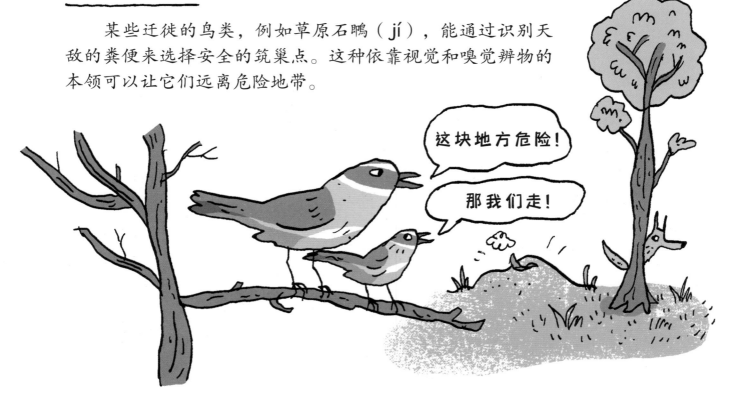

巧妙的伪装

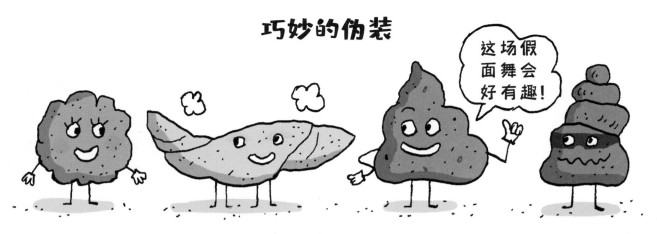

什么挂到了网上?

银色的身躯,白绸般的丝网,长腹艾蛛把自己打扮得太像一泡鸟屎了。它精心的伪装让猎食者黄蜂不知所措。

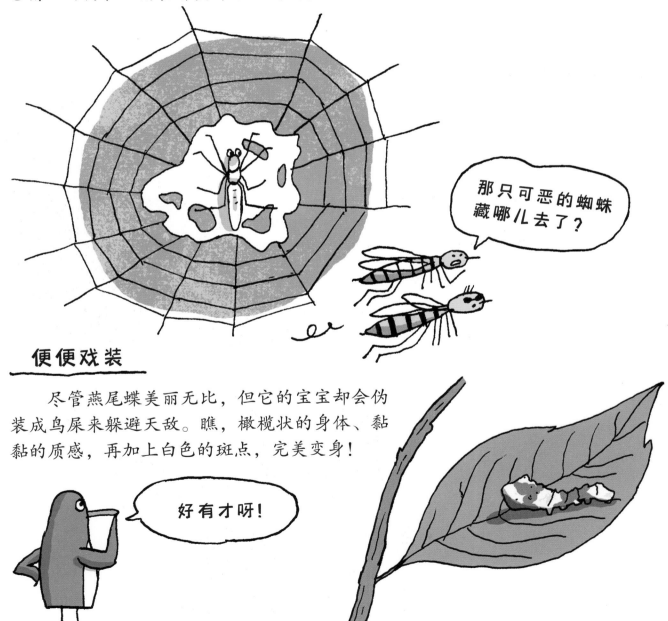

便便戏装

尽管燕尾蝶美丽无比,但它的宝宝却会伪装成鸟屎来躲避天敌。瞧,橄榄状的身体、黏黏的质感,再加上白色的斑点,完美变身!

方块游戏

还有方形的便便？对呀！这可是动物界只此一家的独创产品！它们的主人是谁？是澳大利亚的一种有袋类动物、考拉（树袋熊）的远房亲戚——可爱的袋熊！

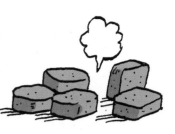

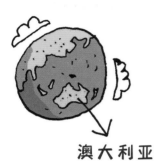

澳大利亚

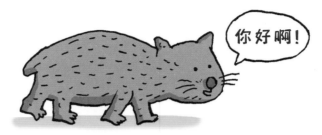

你好啊！

注意！这是濒临灭绝的动物！

漫长的消化过程

袋熊的主要食物是草、植物根部和藓类植物。它每顿饭要吃上3～8小时，之后就进入长达两个星期的漫长消化期。这种缓慢的代谢只有一个功能：让它在干旱的环境中能活到吃下一顿饭。

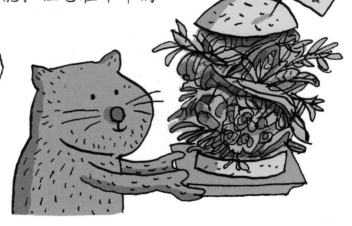

"慢"餐

嘘，不要打扰它用餐！

揭开神秘面纱

袋熊是世界上唯一一种能拉出方形便便的动物（一天最多拉100个）。但为什么会这样呢？这要从它的肠子说起。

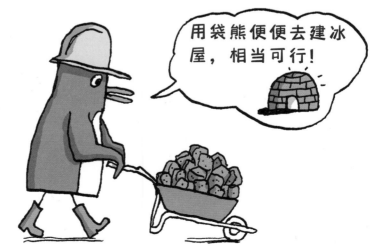

用袋熊便便去建冰屋，相当可行！

肠道中的秘密

简单科普一下！袋熊的肠子长达10米，消化过程分了好几步。在袋熊肠道的最后四分之一处，食物残渣从液态变成固态。但这部分肠子的外壁厚度不一，有软有硬，就"雕塑"出了这独具一格的便便外形！

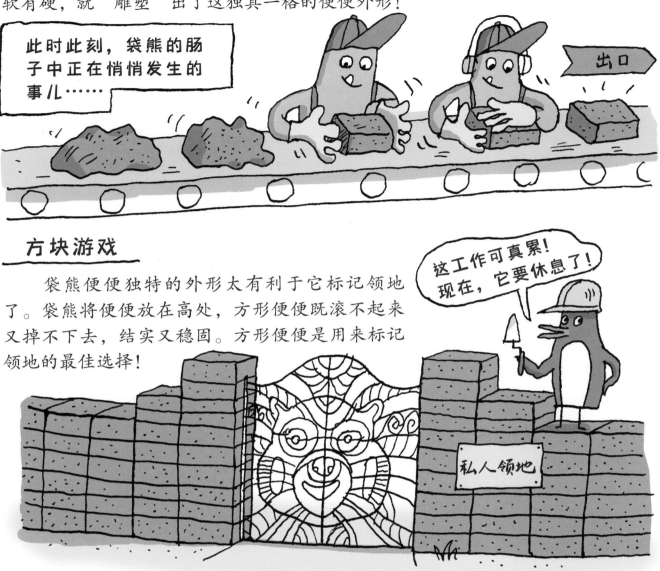

此时此刻，袋熊的肠子中正在悄悄发生的事儿……

出口

方块游戏

袋熊便便独特的外形太有利于它标记领地了。袋熊将便便放在高处，方形便便既滚不起来又掉不下去，结实又稳固。方形便便是用来标记领地的最佳选择！

这工作可真累！现在，它要休息了！

私人领地

这种哺乳动物有张圆鼓鼓的可爱面庞，可惜的是，它们正面临灭绝的危险。它们原本的自然天敌是袋獾，后来又多了澳洲野犬和狐狸——前者是由史前人类登陆澳大利亚时带来的家犬重新野化而成的，后者则是近代人类带来的。现在，它们不仅面临着被人类偷猎的威胁，人类活动还改变了它们的栖息地。

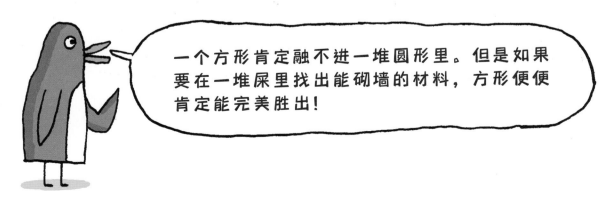

一个方形肯定融不进一堆圆形里。但是如果要在一堆屎里找出能砌墙的材料，方形便便肯定能完美胜出！

排泄物考古学

你知道吗，
有的专业人士会花一整天的时间研究一坨便便。
这样的职业可笑吗？
其实极为有趣！

化石足迹学，简单来说，就是研究远古生命踪迹的一门科学。这些踪迹包括足迹、住所，也包括便便。

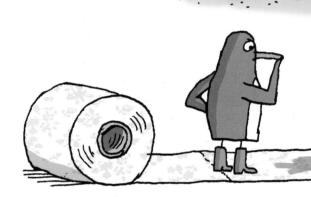

粪化石，顾名思义，是粪便形成的化石，动物和人类的粪便都包括在内。举例来说，我们发现的尼安德特人的粪便就是一种粪化石，它产生于5万年前。

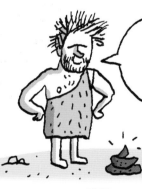

等上5万年，它就能进博物馆了！

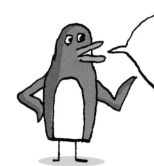

通过研究这些便便，我们得知人类远古时期的亲戚——尼安德特人，他们也吃蔬菜，而非我们所想象的只吃肉！

博物学家和考古学家等科学家都会利用这些远古踪迹，去搞明白当时的人类和动物是怎样生活的。

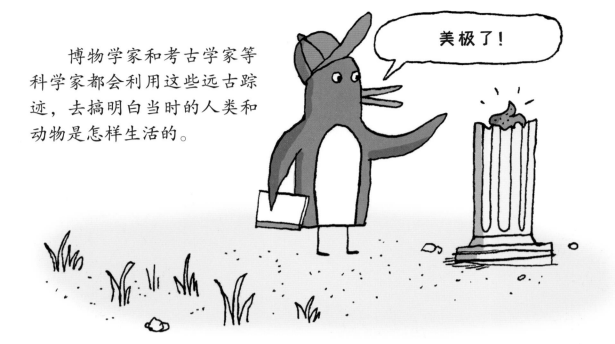

你呢？如果你也想成为专家，就得开始学着辨认你遇上的动物便便。别担心，现代足迹学有不少超级有效的方法能帮你辨识动物，了解它们的生活方式，追踪它们的行动轨迹。

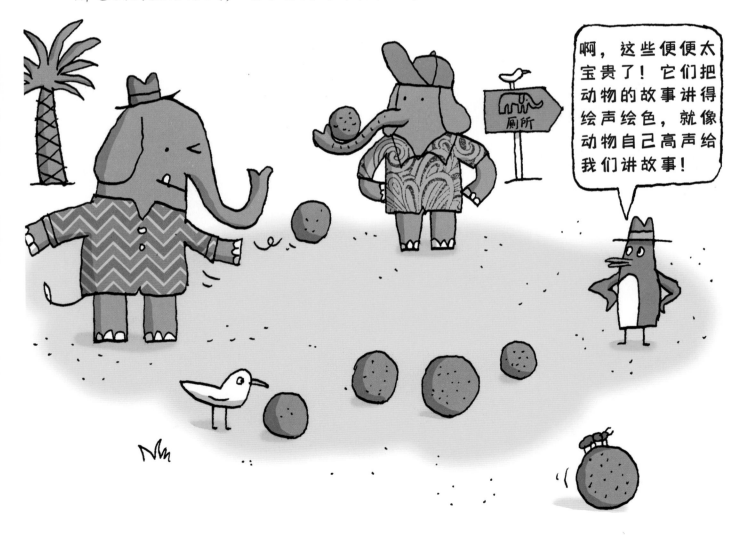

追踪便便

想成为优秀的足迹学家，你需要以下追踪便便的工具：

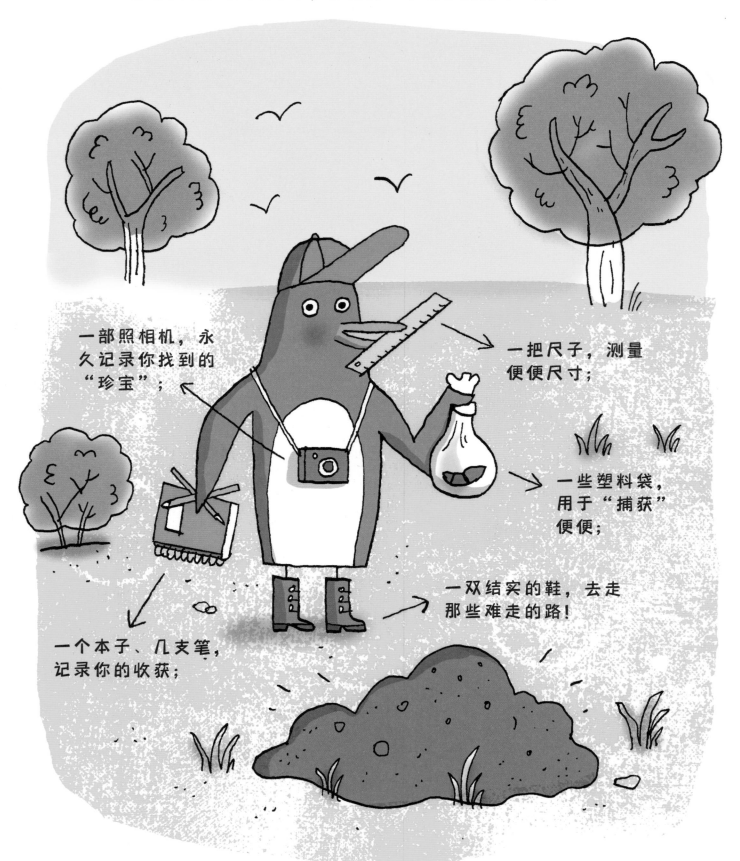

一部照相机，永久记录你找到的"珍宝"；

一把尺子，测量便便尺寸；

一些塑料袋，用于"捕获"便便；

一双结实的鞋，去走那些难走的路！

一个本子、几支笔，记录你的收获；

一个激动人心的便便追踪案例

你能亲眼在野外见到比利牛斯鼩鼹（yòu yǎn）的概率几乎为零。这种小动物外号叫"喇叭鼻子鼠"，体重35～80克，小如微型鸟类，行动小心隐秘。为了得到更多信息，研究者只能向它们的便便求助。

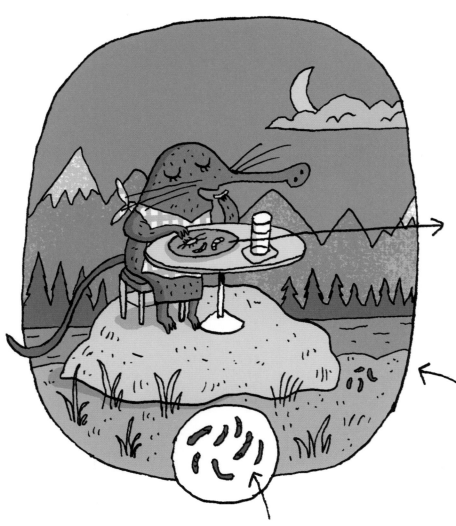

它们的便便包含甲壳动物、昆虫成虫及幼虫的残留物。所以，科学家的首个发现是，这种半水生小鼹鼠吃虫子！

它们喜欢在特殊的地方拉便便：岩石上、河流中，或者它们临时居住的河岸上。小鼩鼹们选择地点并非临时起意，它们是要用便便标记自己的领地。

它们的便便外形细长，一层裹着一层，还打着卷儿。如果颜色在深绿和纯黑之间，就表明粪便新鲜，那么制造它们的那个小哺乳动物也不会离得太远。

得益于对鼩鼹便便的研究，科学家终于破解了这种小动物的基因密码。有了基因密码，接下来就能对这个物种进行有效追踪了。我们发现：这种动物在过去30年内，数量已减少了整整一半！

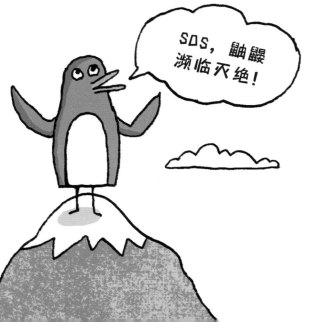

SOS，鼩鼹濒临灭绝！

神奇的便便疗法

古埃及医师有一种传统的独特治疗方法，他们借助动物粪便来为病人治病。最广为人知的是熏蒸法：把病人的衣物脱光，将病人放置于燃烧的粪便之上进行烟熏，用便便的烟治病。神奇吧！

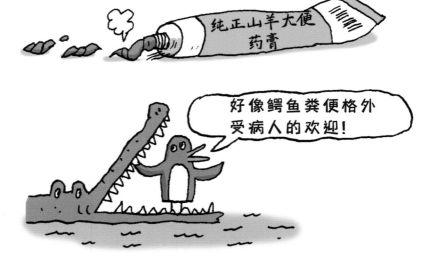

好像鳄鱼粪便格外受病人的欢迎！

一直到中世纪，人们用加热、烧焦等方式处理便便。便便转身就变成糊状、软膏状、溶液状的药物……

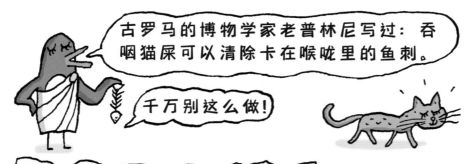

古罗马的博物学家老普林尼写过：吞咽猫屎可以清除卡在喉咙里的鱼刺。

千万别这么做！

中世纪的屎疗清单[1]

① 将布料浸泡在人屎中，再将它盖在甲沟炎的脓肿上，包包就会消失。

② 给大量流血的伤口止血，骡子和山羊的便便很有效果。它们能让笑容重回你的脸上。

③ 治疗拉稀，什么都比不上一大块公牛或者母牛的大便。

④ 治疗流鼻血，最棒的莫过于猪刚刚拉下的新鲜大便，将它裹在一块干净的布里，敷在鼻子上，包治流鼻血。

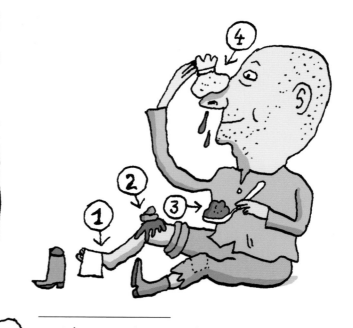

---

1 现在，人们早就不那样做了，太不卫生啦！生病还是要找正规医院的医生来治疗！

1997年，肯·希顿博士等人在英国布里斯托大学制作了一个让人瞠目结舌的大便分类表——布里斯托大便量表。根据外形，这张表把人的便便分成了7个类别。

布里斯托大便量表 🧻

第一种	第二种	第三种	第四种	第五种	第六种	第七种
如榛子般的小球硬块，排出费劲。	便便香肠状，但表面有凹凸。	便便香肠状，但有裂纹。可惜，差一点儿就十全十美了。	完美便便，香肠状，光滑而柔软。	成形的软块，块与块间明显分离，易于排出。	稀松糊状，内含固体物，边缘不清晰。	粪便完全呈液体。
便秘	便秘	接近完美的便便	完美便便	腹泻	腹泻	腹泻

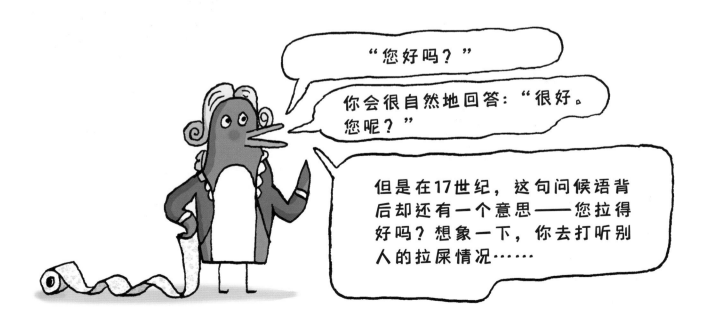

"您好吗？"

你会很自然地回答："很好。您呢？"

但是在17世纪，这句问候语背后却还有一个意思——您拉得好吗？想象一下，你去打听别人的拉屎情况……

好便便，大作用

无论是提高人们的生活水平，还是保护自然环境，便便都被证明极为有用！真的！

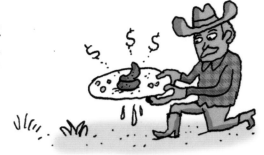

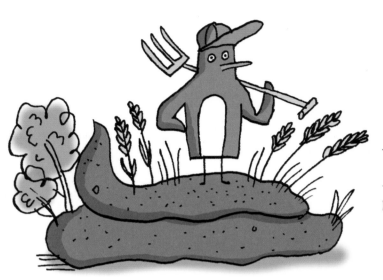

你知道吗，便便可用作肥料。它可以帮助植物茁壮成长，帮人们获得大丰收！所以，农民在饲养动物的同时，还会用它们的大便来滋养土地。

世界上最昂贵的咖啡之一来自一种亚洲麝香猫的粪便。怎么会这样呢？这种动物会吃咖啡樱桃，于是人们在它们的粪便中发现了经过消化的咖啡豆。这些咖啡豆和麝香猫的胃液充分融合，咖啡豆的原生苦涩味道尽失，还生出了一种奇妙的醇香。这就是猫屎咖啡。神奇啊！

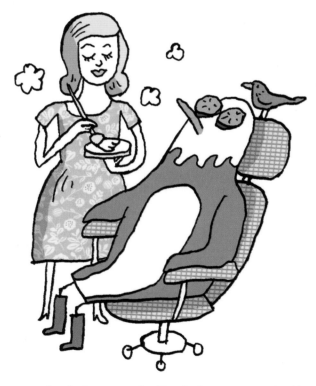

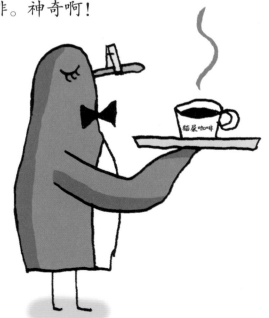

一些美容院还会推荐客人使用夜莺便便做的面膜——它能有效清洁毛孔，促进皮肤更新，让使用者拥有白瓷一般光滑的皮肤。

有些便便能够拯救森林。下面就是大象便便的故事！

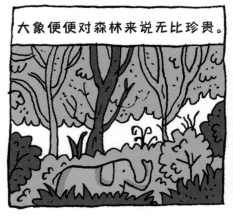

大象便便对森林来说无比珍贵。

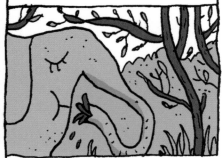

大象无法完全消化它们吃下的植物中的纤维。

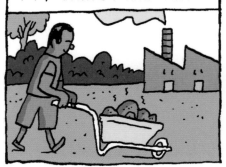

我们从它们的便便中找到这些纤维，收集起来做成纸浆。

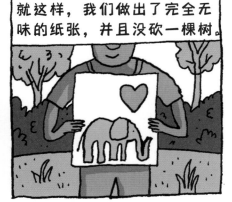

就这样，我们做出了完全无味的纸张，并且没砍一棵树。

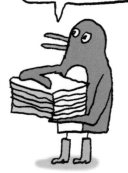

一头成年大象平均一天吃掉250千克植物，拉出140千克大便，能做成8000多张A4大小的纸。

啊！河马！想象一下，它们的便便对整个地球来说都不可或缺。

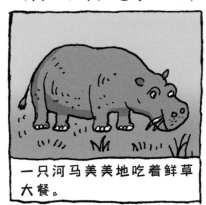

一只河马美美地吃着鲜草大餐。

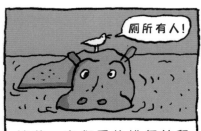

厕所有人！

接着，它们开始排便并释放微量元素（来自它吃的水生植物）。

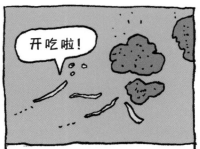

开吃啦！

硅藻等微型藻类以河马粪便为养分。

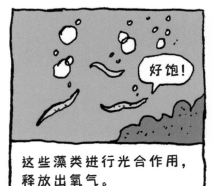

好饱！

这些藻类进行光合作用，释放出氧气。

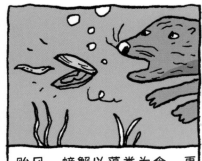

贻贝、螃蟹以藻类为食，更大型的动物则以它们为食。

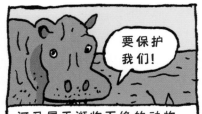

要保护我们！

河马属于濒临灭绝的动物，如果没有了它们的便便，我们的世界就会减少很多很多氧气，还会失去一个健康的生态系统。

极为重要的便便知识

不吃饭，就没有屎

一些动物不吃饭，所以也就不拉屎。比如一些蜉蝣目和鳞翅目的昆虫，它们变为成虫后就会死去，连吃个早饭都来不及！

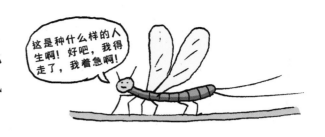

科学研究

你可能会像一些科学研究者一样提出一个问题：动物需要用多长时间来拉屎？信不信由你，研究表明：任何动物，无论是大熊猫、狗，还是疣猪，它们用的时间通通一样——12秒。

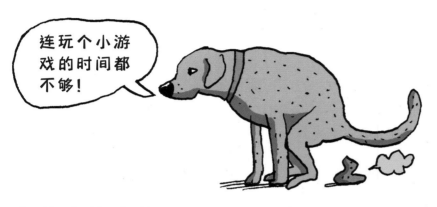

身体内的火焰

鬣（liè）狗的咬合力量超级强大，它们是唯一一类可以嚼碎大象腿骨的哺乳动物。这种动物总是狼吞虎咽地吞食它们的猎物，不管是皮毛还是骨头，通通吞下。数量可观的骨头内含有大量钙质，这使得鬣狗的便便都是白色的。

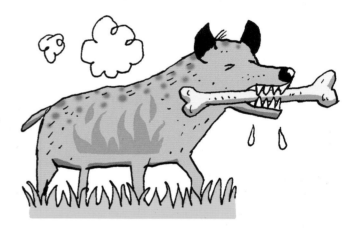

便便调香师

看起来像一块很大的石头，闻起来味道独特，这就是极为稀有的龙涎香。抹香鲸的便便因其特殊的气味，在很长时间内都是香水产业梦寐以求的原料。

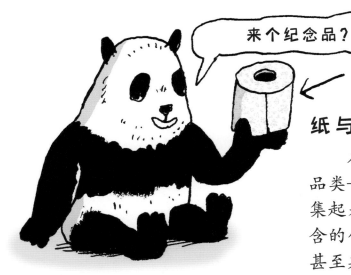

纸与大熊猫

在中国，造纸厂创造了一个全新的商品品类——"大熊猫屎"纸，大熊猫的屎被收集起来造纸，并投入市场。大熊猫便便中富含的竹子纤维可以用于制造卫生纸、纸巾，甚至桌布。

在荒凉的海滩上

你知道加勒比海滩的主要成分是什么吗？是鹦嘴鱼的屎！惊奇吗？这种在海中遨游的动物，吃的是珊瑚，拉的是沙子。

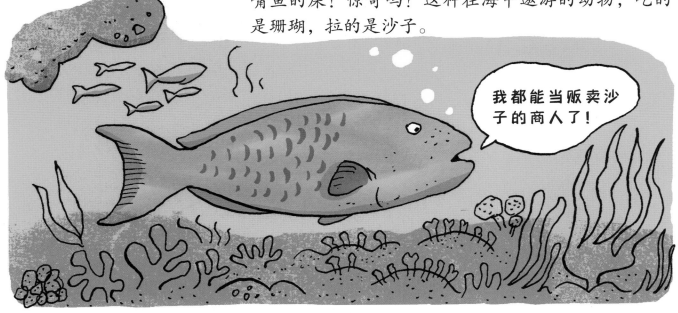

危险的比萨饼

在佛罗里达的可可海滩，爬行动物专家发现了一只卷尾鬣蜥。神奇的是，这只雌性鬣蜥的肚子里填满了屎，约占身体重量的80%。因为这只可怜的鬣蜥吃了很多混合了比萨油脂的沙子。

货真价实的艺术品

在艺术的王国里，便便是国王一般的存在。它一出现，便经常让人感到震惊和挑衅，一些便便艺术品还能引起热烈而持久的讨论。原因不言自明！

自17世纪起，粪便就出现在艺术品中。但是，它们出现的方式是遮遮掩掩的，因为——有些不雅啦！

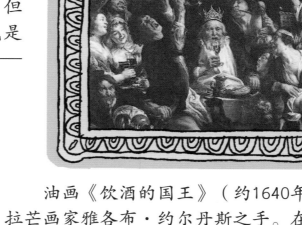

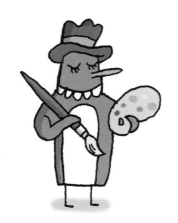

油画《饮酒的国王》（约1640年创作）出自佛拉芒画家雅各布·约尔丹斯之手。在一群喝得正欢的客人中，一个婴儿趴在妈妈的膝盖上，屁股光溜溜，好像没有任何粪便的痕迹。但稍加猜测就会心知肚明——便便在哪儿？他妈妈不是正在擦他的屁股蛋儿嘛……

到了20世纪，粪便在艺术品中出现，则多带着挑衅的态度。但观众蜂拥而至，作品还能卖出疯狂的天价。

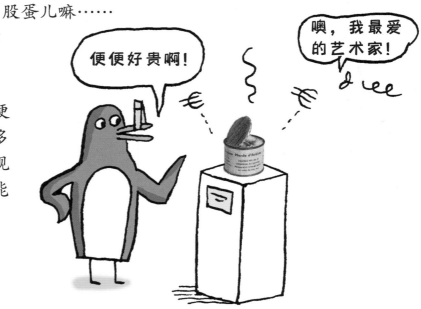

以粪便著名的艺术品之一，是皮耶罗·曼佐尼的《艺术家的大便》（1961年创作）。这位意大利艺术家做了90个密封罐，每个罐子里有30克他本人的大便。当他去世后，这些"艺术品"的价格不断攀升，其中一罐甚至拍卖了124,000欧元。

现实主义之后，掀起了当代艺术的旋风！这种艺术风格自1945年兴起，风格更加抽象，也引来了更多讨论。这个潮流的艺术家们，怎么说呢，他们会毫不犹豫地把手伸向大便。

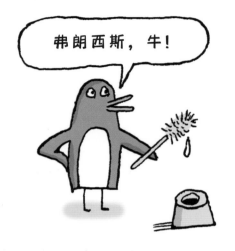

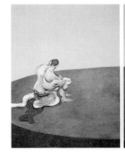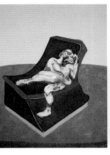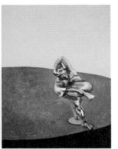

弗朗西斯·培根把三个裸男放进了他创作的三联画《一室中的三人》（1964年创作）。其中一个人物背对我们坐在马桶上，毫无隐私可言。

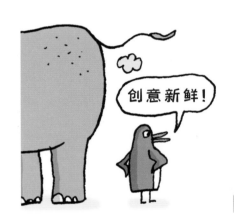

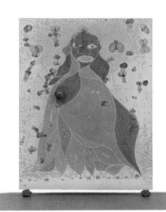

巨大的争议！当代艺术家克里斯·奥菲利大胆地用上过漆的大象粪便做拼贴材料。

雅克·里才恩太敢于尝试！1977年，这个比利时画家用粪便画了一整面墙！他认定没有其他颜料可以调出这样的颜色。

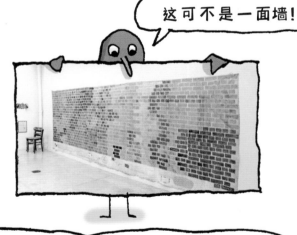

毕加索孙女的出生，帮助这位著名艺术家发现了一个秘密。他发现三岁前儿童的粪便，无论是质感还是色彩，都堪称独一无二的颜料。

便便小词典

你知道便便的所有说法吗?
你知道有关便便的常用语或者俗语吗?
这是专为你打造的便便词典!

放眼世界,追溯历史,努力找出便便的不同说法。请用你的想象力给下面的文字配上图像!嗯,就差气味啦……

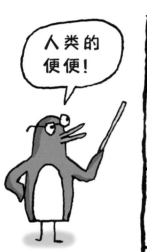

人类的便便!

最常见的说法:
便便、粪便、大便、屎、臭臭、尼尼……

最古老的说法:
粪化石(史前时代的便便)、矢、粪、夜来香……

最科学的说法:
排泄物、排遗物、粪便、废弃物、残留物……

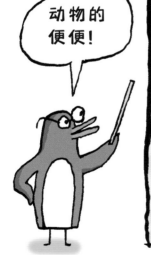

动物的便便!

粪(野猪、伶鼬、狗獾)	排泄物(一般说法)
粪便(雁类)	虫粪(昆虫)
鱼粪(鱼类)	鸽子粪(鸽子)
植物残渣屎(牛与大象)	狍子粪(狍子)
鸟粪石(海洋鸟类、蝙蝠)	鸟粪(鸟类)
鹿粪(鹿)	粪蛋蛋(绵羊和山羊)
马粪(马科动物,主要是马)	

想去拉屉屉都有什么表达方式?

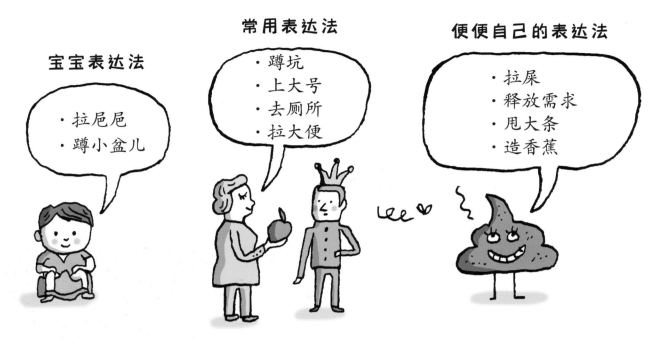

宝宝表达法
·拉屉屉
·蹲小盆儿

常用表达法
·蹲坑
·上大号
·去厕所
·拉大便

便便自己的表达法
·拉屎
·释放需求
·甩大条
·造香蕉

最后,让我们去见识一些与便便有关的口头语吧!但是最好别用……

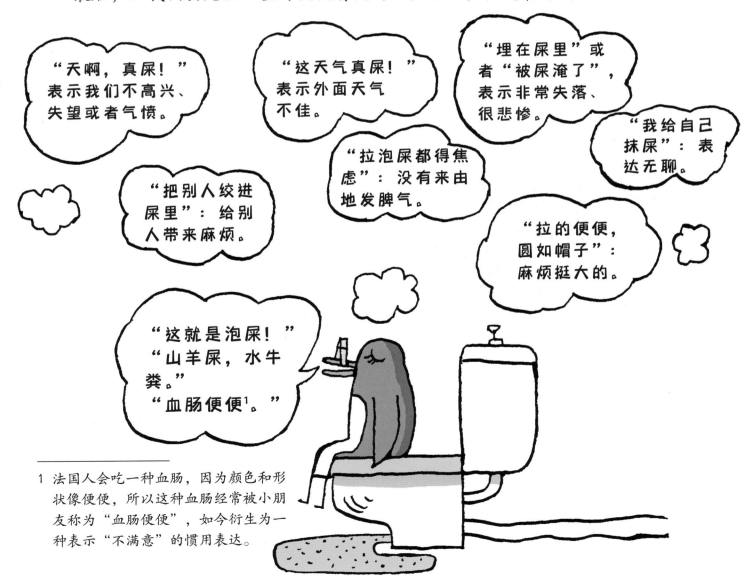

"天啊,真屎!"
表示我们不高兴、
失望或者气愤。

"这天气真屎!"
表示外面天气
不佳。

"埋在屎里"或
者"被屎淹了",
表示非常失落、
很悲惨。

"我给自己
抹屎":表
达无聊。

"拉泡屎都得焦
虑":没有来由
地发脾气。

"把别人绞进
屎里":给别
人带来麻烦。

"拉的便便,
圆如帽子":
麻烦挺大的。

"这就是泡屎!"
"山羊屎,水牛
粪。"
"血肠便便¹。"

---
1 法国人会吃一种血肠,因为颜色和形
状像便便,所以这种血肠经常被小朋
友称为"血肠便便",如今衍生为一
种表示"不满意"的惯用表达。

屁股后面的便便到底有什么秘密？

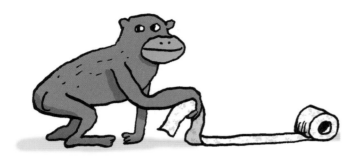

现在你了解了便便的一切的一切！

准备好，我们转到动物的屁股后面去猜猜看！

这些黑黑的发着光的米粒，是谁制造的呢？它们太干了，以至于很快就会碎成灰末儿……

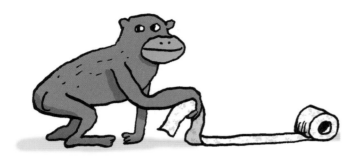

看！山中小径上的圆形粪蛋蛋！你能找到它们的主人吗？这些粪蛋蛋里还有残存的植物碎渣。

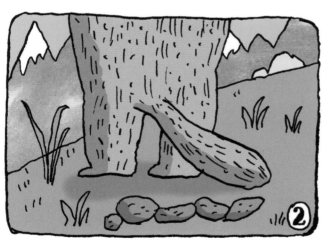

如果你在非洲的大草原上探险，也许会和这些巨大便便球的制造者碰面。

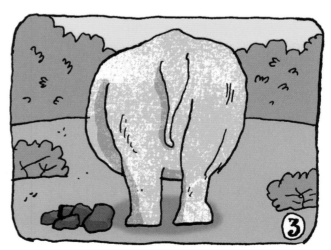

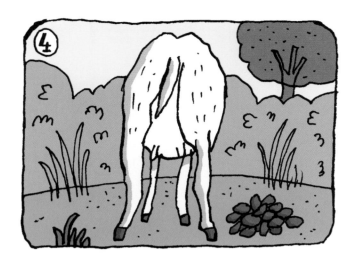

又是哪种动物在草地上、农田里或者干稻草垛上到处分撒这些粪蛋蛋？

冰盖中间发现了几块含有碎骨头渣的便便。小心！便便里有危险的寄生虫，会导致在冰水中生存的鱼类中毒死亡。

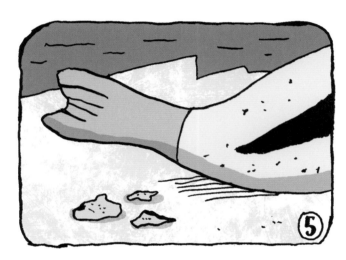

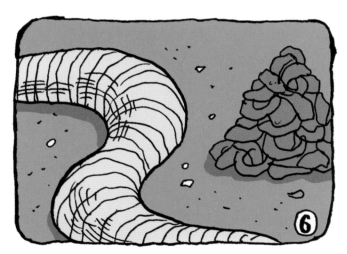

这些搞笑的旋涡状便便又是怎么回事？这些犹如疏松土壤的便便可垒到4厘米高！猜一猜，这是哪种动物搭建的便便塔？

答案：1. 鼹鼠
2. 阿尔卑斯旱獭
3. 灼鼠
4. 家山羊
5. 海豹
6. 蚯蚓

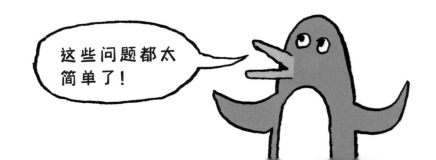

这些问题都太简单了！

著作权合同登记号：图字 02-2022-278

La grande fabrique à crottes © Saltimbanque Éditions 2021
Simplified Chinese edition arranged through Ye Zhang

图书在版编目（CIP）数据

如何拉出完美便便：从人体消化、动物排泄到便便
的神奇用途 /（法）纳贾·贝尔哈吉文；（比）菲利普·
德·肯米特图；王蕾译 . -- 天津：天津科学技术出版
社，2023.2（2024.9 重印）
ISBN 978-7-5742-0723-3

Ⅰ．①如… Ⅱ．①纳… ②菲… ③王… Ⅲ．①消化系
统 - 普及读物 Ⅳ．① R322.4-49

中国版本图书馆 CIP 数据核字 (2022) 第 243093 号

如何拉出完美便便：
从人体消化、动物排泄到便便的神奇用途
RUHE LACHU WANMEI BIANBIAN
CONG RENTI XIAOHUA DONGWU PAIXIE DAO
BIANBIAN DE SHENQI YONGTU

责任编辑：房　芳

出　　版：天津出版传媒集团
　　　　　天津科学技术出版社

地　　址：天津市西康路 35 号
邮　　编：300051
电　　话：(022) 23332390
网　　址：www.tjkjcbs.com.cn
发　　行：新华书店经销
印　　刷：天津联城印刷有限公司

开本 889×1194　1/16　印张 3　字数 75 000
2024 年 9 月第 1 版第 4 次印刷
定价：59.90 元